DISSERTATION SUR LA NATURE, LES VERTUS ET L'USAGE DES EAUX MINERALES-ACIDULES DU BOURG *DE DIEU-LE-FIT*, DECOUVERTES EN L'ANNÉE 1749.

Par M. POSSIAM *Médecin*, *Docteur de la Faculté d'Avignon.*

A AVIGNON,

Chez JOSEPH-DANIEL HIRSCHNER, Imprimeur-Libraire sur le Conduït de S. Eûtrope.

M. DCC. L.

Avec Approbations & Permissions.

A MESSIEURS LES MEDECINS.

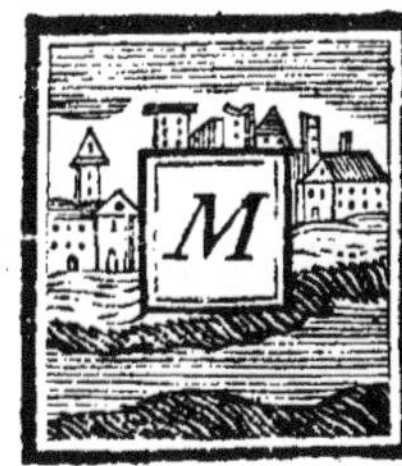

ESSIEURS,

L'AUTEUR de la Nature a crée tant de Remédes, & l'Ecriture-Sainte fait de si grands éloges de la Médecine, que Personne ne doute qu'elle ne ſoit très-ancienne & abſolument néceſſaire à l'homme. Ceux qui dans les premiers ſiécles vivoient ſi long-tems ſans être malades, avoient de grands Remédes, & en faiſoient uſage, puiſqu'ils les gravérent en Caractères ſimboliques ſur ces hautes Colomnes qu'ils élevérent avant le déluge.

Les Caldéens, les Phœniciens & les Egyptiens tirérent enſuite de ces Colomnes tous les extraits qu'ils purent, en developérent le ſens miſtique, & le communiquérent à leur Deſcendans ſous des Emblêmes & des Figures Hierogliphiques.

La Médecine cependant n'a pû & ne pourra jamais, quelques ſages que ſoient ſes précautions, nous garantir pour toujours de la mort, & encore moins nous en découvrir le moment, quelques profondes que ſoient les pénetrations des Médecins : mais cela n'empêche pas que nous ne devions la cultiver de plus en plus pour nous conſerver cette vie, dont nous ne ſommes que les Dépoſitaires, & la deffendre contre les Maladies qui en troublent l'ordre & la tranquîlité.

ÉPITRE.

C'est ce que vous faites, MESSIEURS, *dans la Médecine moderne que vous embelissés de jour en jour par vos nouvelles Découvertes, & vos Expériences.*

Vous la rendés plus exacte, plus courte, & plus simple; Vous ne voulés que des Remédes connus, peu composés, donnés sans mistère; & si vous les reconnoissés specifiques dans bien de Maux, vous en faites part au Public.

C'est dans cette vûë, MESSIEURS, *& pour imiter votre zéle que j'ai tâché de decouvrir de nouvelles Eaux Minerales, comme étant un Remêde simple & parfait que la Nature nous fournit, & que Vous avoués très-efficaces dans bien de Maladies.*

Puisque je dois ce que je suis à vos soins empressés à me former, & la connoissance des Minéraux qui m'ont indiqué ces Eaux Minérales, je vous les présente. Les differens essais, & les expériences que je rapporte dans cette Dissertation, vous prouveront assès qu'elles ne sont point inférieures à celles que vous ordonnés. Je suis persuadé que Vous les recevrés avec plaisir, & qu'en les honnorant de vôtre protection, vous rendrés un bon office au Public.

J'ai l'honneur d'être avec respect,

MESSIEURS,

Votre très-humble & très-obéissant Serviteur,
POSSIAM.

PREFACE.

COMME le Public ne souffre pas qu'on le prive d'un bien qui doit être en sa possession, je me vois obligé de lui donner cette Dissertation sur la Nature, les Vertus & l'Usage de ces Eaux Acidules nouvellement découvertes. (*) Qu'il reçoive donc mon Ouvrage avec bonté ; puisque son intérêt seul me guide & me dicte !

Ce n'est pas l'Eloquence qui va publier ce trésor que la paresse des

(*) *Ces Eaux sont divisées en trois fontaines. Elles portent les noms des Personnes, qui les premieres ont été gueries par leur usage.*

La première s'apelle la Saint-Louis.

La seconde la Galiéne.

La troisieme la Magdelaine.

âges, l'inadvertance & non la Nature avoit tenu caché durant plusieurs siécles : mais la vérité toute nuë veut lui en faire part, & l'offrir tel qu'il est en lui-même.

Je tâcherai de prouver d'une manière solide & très-pathétique la nature de ces Eaux, en faisant voir dans la première Partie, qu'elles contiennent des particules de Fer extrémement divisées, du Sel de Vitriol, du Souphre & un Esprit acide nitreux volatile ; pourquoi elles sont impregnées de ces differens Minéraux, & comment cela s'opére.

Dans la seconde, je vous donnerai leur Vertus, & me renfermant dans la seule Sphére de leur activité, je ne leur atribuerai que les effets dont elles sont, & dont elles ont été capables, en citant les Maladies qu'elles ont surmonté, le nom des

des Malades qui ont été guéris, avec les Attestations de Ceux qui paroissent les plus dignes de foi. Je toucherai même un peu les Maladies les plus-fréquentes qui cédent à ces Eaux, parce que dans les Païs des Montagnes qui sont à portée de ce Lieu, il se trouve nombre de personnes qui sont actuelement obligées de se servir elles-mêmes de Médecin. Il faut par consequent leur donner une certaine connoissance de l'état où elles peuvent être, pour leur indiquer ces Eaux, & les conduire à les venir prendre.

Dans la troisiéme partie, l'on trouvera la maniére d'en faire un bon usage en faisant voir qu'elles doivent être precedées, accompagnées & suivies des précautions qui conviennent.

Dans le dernier Chapitre, l'on

aura la deſcription du Lieu, qui fourniſſant avec abondance l'utile & l'agréable, ſatisfaira en tout aux Beuveurs, par les commodités, & les avantages qu'on y trouve.

APPROBATIONS

DE MESSIEURS LES MEDECINS qui ont éxaminés les Eaux Minérales-Acidules du Bourg de *Dieu-le-Fit*.

NOUS SOUSSIGNÉS DOCTEURS Aggregés en la Faculté de Médecine d'Avignon, attestons avoir lû avec beaucoup de satisfaction la Dissertation sur les Eaux Minérales-Acidules du Bourg de *Dieu-le-Fit* que Mr. *Possiam* Docteur en Médecine de nôtre Faculté nous a communiqué.

On ne peut que loüer les soins qu'il s'est donné dans cette découverte qui est véritablement dûë à sa sagacité & à ses recherches. L'Analise exacte & les épreuves qu'il a fait de ces Eaux pour s'assurer des principes qu'elles renferment, les expériences qu'il y a joint pour en bien reconnoître les effets, ne nous laissent aucun lieu de douter que leur usage ne soit très-profitable pour la guérison de beaucoup de Maladies, sur tout pour celles qu'il a déja traité ; & dont il a vû des heureux succès.

Au surplus *M. Possiam* ne s'en est pas tenu à ses propres lumiéres, il a consulté d'autres Médecins qui aïant fait de nouvelles epreuves sur la nature & les propriétés des mêmes Eaux, en ont rendu de très-bons témoignages, qui nous sont des sûrs garands de ce que *M. Possiam* avance. En foi de quoi, nous avons fait

& ſigné la préſente Atteſtation, à Avignon le 12. Novembre. 1750. GAUTIER Pere.

GAUTIER Fils.

C'Eſt à *M. Poſſiam* Docteur en Médecine de l'Univerſité d'Avignon que le Public eſt redévable de la découverte des Eaux Minérales-Acidules du Bourg de *Dieu-le-Fit*. Nous avons examiné dans ſon tems & leſdites Eaux & le Minéral qui ſe trouve près de leurs Sources, & nous avons conjecturé dès-lors combien cette découverte pouvoit devenir avantageuſe; ce que des expériences repétées ſemblent heureuſement confirmer. La Diſſertation que *M. Poſſiam* donne au Public ſur la Nature, les propriétés & l'uſage de ces mêmes Eaux pourra donner aux Praticiens les éclairciſſemens ſuffiſans pour en faire une juſte application. Donné à Avignon ce 10. Novembre. 1750.

GASTALDY *Médecin.*

APPROBATIONS.

NOus Profeſſeur & Promoteur en Medécine en l'Univerſité de Valence certifions & atteſtons avoir examiné & vérifié les Eaux Minérales du Bourg de *Dieu-le-Fit* en préſence de M. Rouveyre Docteur Aggregé de la Faculté, & de M. Rozeron Maître Apoticaire de cette Ville.

Après avoir fait pluſieurs expériences d'après celles que propoſe le célébre *Hoffman* dans ſes Diſſertations, ſur les Eaux Minérales, nous avons reconnu que ces Eaux étoient réélement Minérales, & capables de produire de bons effets, étant priſes intérieurement dans bien de Maladies, & ſur tout dans celles qui proviennent du rélachement des ſolides, dansles Maladies cachectiques,ou celles qui ont du raport,& de même quelles paroiſſent convenir extèrieurement dans les enflures œdémateuſes, le rélachement de la matrice, du rectum &c. C'eſt le témoignage que nous rendons avec plaiſir à *M. Poſſiam* qui en a fait la découverte qui doit lui mériter l'eſtime publique. Fait à Valence le 6. Octobre. 1750. DAUMOND.

APPROBATIONS.

NOus Docteur en Médecine, Doyen des Médecins de cette Ville de Montélimart, certifions, & attestons à tous ceux à qui il appartiendra que *M. Possiam* Médecin appellé en Résidence à *Dieu-le-Fit* par M. le Marquis de *Chabrillan* Mareschal des Camps & Armées du Roy, Seigneur de ce Bourg, &c. Y a fait & perfectionné une découverte d'Eaux Minérales fort-abondantes. Nous réconnûmes après les expériences que nous en fîmes, que ces Eaux étoient très-bonnes, qu'elles souffroient le transport, & qu'étant imprégnées d'un sel acide-vitriolique, de parties de fer extrêmement divisée, &c. Elles devoient opérer des effets semblables à ceux que produisent les Eaux Minérales de *Vals*; c'est en effet ce que nous avons appris par le témoignage des principaux Habitans dudit Bourg de *Dieu-le-Fit*, qu'elles avoient operé pour la guérison de plusieurs Maladies considérables, guérisons qui ont été constatées juridiquement, comme on pourra s'en convaincre par les Certificats qui lui ont été expediés dans les formes : Ainsi nous sommes persuadés que le Public saura gré à *M. Possiam* de cette découverte & encore plus de sa Dissertation sur les principes & l'usage de ces Eaux Minérales. A Montelimart ce 2. Octobre 1750.

GOUNIN *Médecin.*

PREMIERE PARTIE

De la Nature des Eaux Minérales

DE DIEU-LE-FIT.

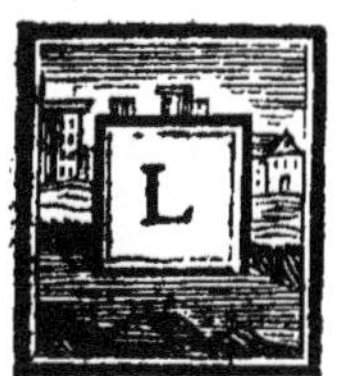

LA Nature attentive à nôtre conservation, n'a pas été satisfaite de nous fournir toutes les Drogues simples que nous ordonnons avec succès dans les différentes Maladies qui attaquent la Vie de l'Homme ; elle a voulu encore pour perfectionner son Ouvrage, nous mélanger plusieurs Minéraux avec les menstrués aqueux, les unir parfaitement ensemble, & en former des boissons salutaires & efficaces dans bien de Maladies. Les Médecins n'ont point donné de Titre particulier aux Eaux Minérales, par raport à la multiplicité des Minéraux qui y sont en assès-grand nombre, il se sont contentés de les régarder en général, sous deux Classes différentes, dont la premiére comprend celles qu'on trouve chaudes, & qu'on appelle *Thermales*. La seconde, renferme celles qui sont froides, & nous les nommons *Acidules*. L'usage des Eaux Minérales est fort ancien. Les plus célébres Auteurs de la Médecine & de la Philosophie en font foi, comme Gallien, Plutarque, Pline, Séneque, &c. Il est vrai qu'ils étoient fort obscurs sur cette matiére, & qu'ils régardoient comme une chose très-difficile de connoître positivement les Minéraux qu'elles contenoient. Nous lisons effectivement dans les Ouvrages de ces Grands Hommes de l'Antiquité, au sujet des Eaux : *Ad rem seriam, gravem & immensam accessimus. De aquis decernere difficile est &c.*

C'est une chose bien-sérieuse, bien-pénible & immense disoient-ils, de pénétrer dans le Cristal des Eaux? Aujourd'hui l'on a une connoissance plus étenduë, & il semble qu'on a pénetré dans les choses les plus obscures de la Nature.

La Chimie & les expériences nous ont donné plus de jour sur cette matiére & connoissant parfaitement les Métaux, par leur Analise, nous voyons que les Sources qui naissent des mines, doivent être impregnées de ces mêmes matiéres qui forment les Métaux. Dans ce siécle, Messieurs *Fabre*, de *Passis*, du *Clos*, &c. Et de nos jours, le célébre

célébre Monsieur *Astruc*, & Monsieur *Gounin* qui a travaillé sur cette matiére, ont avoüé que les Eaux Minérales contenoient du Vitriol, de l'Alum, du Nitre, du souphre; & que les Eaux Minérales étoient par conséquent des Eaux vitriolées, sulphureuses, nitreuses, ferrigineuses, &c.

Suivons cette matiére, analisons nos Minéraux & nos Métaux, & assûrons nous de la Nature de nos Fontaines,

CHAPITRE PREMIER.

Des Minéraux des Fontaines de Dieu-le-Fit.

LE Fer ou Mars est un Métail très-dur & des plus-difficiles à fondre, quoique très-ductile étant chaud; il pése huit-fois autant qu'un égal volume d'Eau. Il est composé d'un Sel vitriolique, de Souphre & de Terre. Ses parties sont dures, roides, grossiéres, poireuses, & qui se séparent par conséquent avec facilité, étant mal enchassées ensemble, & dans l'entre-deux se trouve le Souphre crud, qui entre dans sa Composition.

Le Vitriol est composé de parties mêtalliques rongées par quelque acide, & ce Sel minéral aproche le plus de la cuite, & de l'excélence des Métaux. Le Souphre est composé d'un acide-minéral & d'une matiére bitumineuse qui se trouve généralement repanduë dans les entrailles de la terre.

Lorsque ces matiéres viennent se réünir dans une matrice métallique ; c'est-à-dire, dans un lieu propre, & disposé à sa formation, il s'excite un esprit par le feu central & une espéce de sublimation qui convertit insensiblement le plus pur de la marcassite en Métail, comme on le voit journellement dans les Pierres métalliques, qu'on tire des Mines de Fer, de Cuivre, &c. Mais selon tous les Sçavans, c'est le Sel fixe vitriolé qui est la base & le fondement de ces Métaux, & c'est ce qui leur donne cette densité & cette union si difficile à rompre.

Ce qui prouve clairement ce fait ; c'est que lorsque par une Opération chimique l'on a tiré d'une certaine quantité de Cuivre ou de Fer des cristaux de mars ou de venus : C'est-à-dire, du Vitriol verd ou blanc, les particules des métaux qui restent ne sont plus propres à être mises en œuvre.

Les vapeurs qui s'élévent journellement de la Mine s'échapent quelquefois par des volcans, ou au travers des veines de la terre qui leur donnent du jour, & on trouve dans cet endroit une Terre noire remplie de Souphre, de Sel vitriolé & de Nitre, qui donne des Quiſts & des Truffes qui ſont les indices des Mines. Ce ſont ces Quiſts qui me firent ſoupçonner que dans cet endroit, il devoit y avoir des Mines de Fer, & que ſi j'y trouvois des Sources; cette Eau ne pourroit être que minérale, & très-avantageuſe au Public, puiſque les Quiſts ou Pierres métalliques dont j'ai parlé, me donnoient du Souphre, du Sel vitriolé, du Fer, &c. & que cette Eau devoit être nèceſſairement impregnée des particules les plus-affinées de ces Minéraux qui ſe trouvent dans les veines de la terre où l'Eau ſerpente & ſe filtre.

Je ne fus point trompé dans mon attente. Je trouvai trois Sources admirables, & toutes trois différentes. Ces Eaux ont le goût & l'odeur de ces Minéraux, & les analiſes que j'en fis, me les donnérent à la quantité de vingt grains par livre, non compris le Safran de Mars, qui par ſon propre poids, ſe dépoſe lui-même.

Comme il falloit édifier le Public d'une maniére irréprochable, je ne voulûs point m'en tenir à mes propres lumiéres. J'en envoya d'abord aux Meſſieurs Gounins Pére & Fils, Médecins très-éclairés; & non content d'avoir eû l'aprobation de ces Meſſieurs qui en firent l'analiſe pluſieurs fois, comme étant les plus à portée du Lieu, j'en fis encore parvenir à Meſſieurs les Médecins de la Faculté d'Avignon & de Valence.

Telle eſt la Mine de *Dieu-le-Fit*, d'où jailliſſent les Eaux minérales. On trouvera dans la ſuite de cette Diſſertation, bien de choſes qui doivent être ajoutées à la déſcription que j'en donne. Je prie le Lecteur de faire attention aux analiſes que j'ai données du Fer & de ſes Minéraux, de ſe rappeller les Criſtaux de Vitriol, dont j'ai parlé, & que l'on connoît ſous les noms de Mars ou de Venus; ſelon qu'ils participent du Fer ou du Cuivre, parce que du tout nous conclûrons pour nos Eaux minérales.

CHAPITRE II.

Comment l'Eau diviſe, attenuë des particules du Métail, & ſe charge des différens Sels qui le compoſent.

NOus avons vû dans le Chapitre précédent qu'on ne peut pas douter avec raiſon que les Eaux de nos Fontaines ne participent des Minéraux qui tombent ſous la vûë & frapent nos ſens, puiſqu'on ramaſſe en quantité des Pierres métalliques, & que les corpuſcules, qui s'éxalent du Souphre & du Sel vitriolé, viennent s'attacher à la membrane pituitaire du nez qui eſt l'organe de l'odorat, avec tant d'abondance, que les fibres en ſont ébranlés, on éternuë; & ceux qui craignent l'odeur de la poudre, ſont obligés de s'écarter, lorſque le tems ſe couvre, dans les fortes chaleurs, parce que pour-lors l'air étant moins rarefié les vapeurs, qui s'élévent journellement de la Mine, ſont condenſées; & qu'elles ſe diviſent & pénétrent moins aisèment au travers de l'air humide.

Expliquons maintenant comme l'Eau diviſe, diſſout les Métaux. Une expérience journaliére fait connoître comment cela s'opére.

Toute ſorte de Sels diſſolvent le Cuivre: Mais ſon Menſtrué ſpécifique eſt l'Eau Régale, ou l'Eſprit de Nitre qui diſſout l'Or l'Argent, le Cuivre, &c. Lorſqu'on jette de l'Argent dans l'Eau-forte les pointes de cette Eau s'enfoncent comme de petits coins dans les Pores de ce Métail, les écartent, les diviſent, & enfin le diſſolvent. Si dans cette diſſolution vous mettés encore des lames de Cuivre, à méſure que cette Eau diſſout le Cuivre, l'Argent ſe précipite. Comment cela ſe fait-il? En voici la méchanique. C'eſt que les molécules de l'Eau Régale ne détachent du Cuivre que des corpuſcules plus-légers, que ceux de l'Argent; & qu'en les détachant, elles ſe diviſent elles-mêmes en de plus-pétites molécules: Mais les corpuſcules de l'Argent demeurent comme ils étoient, ils conſervent le même volume; & ne perdent rien de leur maſſe. Ainſi ſe trouvant plus maſſives par raport aux molécules de l'Eau & aux corpuſcules du Cuivre, ils quittent l'équilibre & ſe précipitent par leur propre poids.

La raiſon pourquoi les pointes de l'Eau-Régale ne détachent du Cuivre, que des corpuſcules plus ménus que ne ſont ceux de l'Argent; c'eſt qu'en diſſolvant l'Argent, elles ſe ſont diviſées en de plus-petites pointes; de ſorte que ſe trouvant plus foibles qu'elles ne l'étoient avant la diſſolution de l'Argent, elles ne ſauroient emporter du Cuivre, que des plus-pétits corpuſcules.

Si dans cette diſſolution du Cuivre, on fait tremper durant quelques heures des verges de fer; par la même raiſon, le Cuivre ſe précipitera; & ainſi des autres Métaux.

Il en eſt de même de l'eau ſimple.

Lorſqu'une ſource d'eau ſerpente dans une Mine, elle ſe charge & s'impregne des Sels minéraux, qui ſont dans ce Terrain, elle lave & pénétre le Métail encore imparfait, en diviſe & attenuë toujours quelques particules, d'autant-plus, qu'elle eſt aidée par les pointes acides du Sel qu'elle a diſſoût, & cette même Eau peut encore diſſoudre du Nitre, enſuite du Vitriol, de l'Alum, &c.

Il se forme des précipitations de ces Minéraux de la même maniére qu'il s'en fait des Métaux, parceque l'Eau en divisant le Sel, se divise tellement elle-même, que ses molécules, se trouvent trop-délicates & trop-foibles pour en diviser d'avantage; elle ne sont assès-fortes, que pour diviser du Nitre, ensuite du Vitriol, de l'Alum, &c. La tissure du Sel étant plus serrée que celle du Nitre, la tissure du Nitre, plus que celle du Vitriol, & l'Alum étant le moins compacte.

Voilà comment les Eaux deviennent Minérales, & pourquoi celles de *Dieu-le-Fit* sont ferrugineuses, vitriolées, sulphureuses, &c.

En effet on prend de cette Terre noire dont j'ai parlé dans le premier Chapitre, & par une opération très-simple & commune, on tire des Cristaux d'un Vitriol verd parfait, & l'analise de nos Eaux nous fournit du Sel de ce même Vitriol. Qui voudra s'assûrer de ceFait, sans en faire l'Analise, peut jetter dans un verre plein d'eau de la *Saint-Loüis*, ou de la *Galiéne*, une Noix Galle pillée, & sur le champ vous verrés cette Eau devenir noire, parceque les Sels dont elle est impregnée divisent, dissolvent cette humeur ou ce suc gluant & mucilagineux qui se trouve renfermé dans les pores de la Noix qui sert à la Teinture noire, de même que l'Alum qui est assès-analogue au Vitriol, ſert à mieux extraire les autres couleurs. Nôtre Eau eſt ſulphureuſe, le tact l'odorat en font foi, puiſqu'en lavant ſes mains, & ſur tout de celle de la *Magdeleine* qui en eſt la plus chargée, on la ſentira onctueuſe, comme s'il y avoit du ſavon, elle decraſſe parfaitement, adoucit la peau, embellit le viſage, &c.

Si vous arrêtés l'eau dans le Baſſin, ou que vous la faſſiés couler dans un trou fait dans la terre; vous voyés auſſi-tôt s'élever ſur la ſurface de l'Eau une crême conſidérable que vous enlevés à pleine-main, & qui n'eſt autre choſe que le ſouphre qui n'étant plus diviſé & entraîné par le mouvement du liquide,& dans une plus-grande quantité que le ſel en peut diſſoudre, vient prendre ſon équilibre ſur la ſurface de l'Eau. Que ſi cela ne perſuade pas: Prenés une livre de la même Eau, mettés la dans un Matras, ajoutés-y trois ou quatre onces de crême de Tartre, & un peu de la crême dont nous venons de parler, fermés le Matras avec un vaiſſeau de rencontre, luttés les joinures, placés le le matras ſur le fourneau de cendres, faites digérer pendant vingt-quatre heures, augmentés le feu, & vous aurés par raport au Souphre une Eau d'un beau rouge.

Nous voyons cette opération arriver dans l'été ſans le ſécours de la Chimie, lorſque l'Eau de nos sources qui se perd en sortant du tuyau, vient se ramasser dans quelque endroit concave. Les sels fixes qui sont dans ce Terrain joints à la chaleur des raïons du soleil, nous donnent cette Eau plus ou moins rouge, selon les différens dégrés de chaleur qu'elle a reçuë.

Notre Eau est ferrugineuse, & le goût en décide : mais le mélange de la poudre de Noix de Gale, qui donne une teinture noire indique positivement un Principe martial, & les Eaux échauffées donnant la même teinture, prouvent que cè même principe est très-fixe, & intimement uni à leurs parties élémentaires. Le mélange de ces Eaux, surtout de celle de la *Saint-Louis* & de la *Galiéne*, avec des fleurs de balaustes, donnant une couleur presque aussi foncée que la premiére, soit qu'elles soient froides ou chaudes, confirment le corrollaire des deux précédentes expériences.

La couleur jaûne des Eaux troublées par l'action du feu, la poudre de même couleur qui se précipite ensuite, achévent de confirmer qu'elles contiennent des parties martiales. Le résidu de l'évaporation par son goût, par ce qui lui arrive étant uni avec l'Huile de Tartre qui lui donne l'amertume du sel d'Epson, ne laisse aucun doute que le Vitriol ne soit dans nos Eaux; puisqu'une livre de celle de la *Saint-Louis*, a donné vingt grains de sel vitriolique, auquel à la vérité, se trouvent unies les parties martiales.

La *Galiéne* nous donne une Eau moins-chargée de sel, de cinq ou six grains par livre, mais plus-impregnée de parties martiales, & nous laisse une amertume fort sensible. On trouve un Safran de Mars attaché, par-tout où l'Eau de l'une & de l'autre Fontaine touche; & une lame de fer bien-polie laissée pendant quelques heures dans l'Eau de ces deux Fontaines, devient noire & roulliée.

La *Magdelaine* ne donne que deux grains de sel par livre, & est assès-impregnée d'un esprit de fer. Son Eau qui est fort onctueuse rend le linge d'un beau blanc, ce qui prouve qu'elle contient beaucoup de parties sulphureuses, puisque les Blanchisseuses ont employé souvent le Souphre, lorsqu'elles manquoient de savon. Lorsqu'on la met sur le feu pour la faire évaporer, elle se trouble d'abord, & il s'éléve sur sa surface une crême dorée fort considérable qui perle beaucoup, qui forme des ampoules qui donnent un dessein très-varié.

On découvre encore dans le jour qu'elles laissent entre-elles une pellicule grisâtre, qui couvre toute la surface de l'Eau. Le résidu qui reste après l'évaporation, donne une poudre jaûne & grise, légére, de peu de saveur, qui ne paroît participer que du Souphre décrépité, & privé de son sel acide.

Lorsqu'on lave ses mains de l'Eau de ces Fontaines, il vous reste une odeur de Souphre très-forte durant plus de deux heures, & il est peu de personnes qui puissent résister long-tems à la forte odeur de poudre qui s'éxale de l'éxtremité du tuyau, qui porte l'Eau de la *Saint-Louis* dans son bassin. On la sent même dans les fortes chaleurs, à plus de deux-cent pas des sources. Nos Eaux altérent aussi la teinture de Tourne-sol, de fleurs de Mauve, &c. Ces expériences dont les Phisiciens & les Médecins se servent aujourd'hui, comme de moyens les plus assûrés pour découvrir le Souphre & les sels des Eaux minérales, prouvent invinciblement que celles de *Dieu-le-Fit* sont impregnées d'un sel vitriolique, de souphre, de fer, &c.

CHAPITRE III.

Des Vertus du Vitriol & du Souphre.

LE Vitriol & le Souphre sont deux Minéraux très-connus & fort en usage dans la Médecine; cependant je dois, en donnant leur vertus, résoudre quelques objections qu'on pourroit me faire.

Premiére Objection.

Les Eaux minérales de *Dieu-le-Fit*, sont vitriolées, sulphureuses &c. On n'en doute pas; mais les effets du Vitriol & du Souphre étant d'échauffer & de secher, il n'y a point d'aparence que cette Eau qui en est impregnée, puisse rafraichir, humecter, &c.

Seconde Objection.

Le Vitriol est connu de tous pour être un bon astringent, puisque les Médecins l'ont ordonné dans des occasions qui éxigent de tels remédes. L'Eau donc qui en participe, bien loin d'être apéritive, diurétique, purgative, &c. Doit produire un effet opposé & contraire.

Reponses.

Le Vitriol est composé de particules métalliques de Cuivre, ou de Fer, rongées par un sel acide-minéral, & lorsque ces Matiéres sont liées & unies ensemble, il a à la vérité les qualités qu'on lui donne; mais lorsque le Vitriol est dépouillé de ses parties métalliques & terrestres, & qu'il ne reste plus que son sel acide; ces cristaux ſont pour lors rafraichiſſans, inciſifs, diuretiques, &c.

Tels ſont ceux dont j'ai parlé dans le premier Chapitre.

Ainſi par la purification, il s'en fait un vomitif très-doux, excellent dans les Fiévres-tierces, les maux deſtomach, &c.

Par la diſtillation, il s'en tire la Roſée de vitriol, bonne pour rafraichir, humecter le ſang, &c. L'eau ſeconde de vitriol eſt très-diuretique, ſudorifique, &c.

L'Huile de Vitriol s'ordonne dans les fiévres malignes. Par la ſublimation l'on tire l'Huile de Vitriol; & par la précipitation, le ſouphre doux de Vitriol, propre pour les Maux de poitrine.

Le ſel de Vitriol eſt un vomitif doux, & un reméde ſouvérain dans les fiévres-intermittentes, l'épilepſie, les cardialgies, les palpitations du cœur, &c. Si vous conſultés le célébre *M. Helvétius* Conſeiller du Roi, Médecin, Inſpecteur général des Hôpitaux de Flandres, ſur les enfans en chartre & rachitique; c'eſt-à-dire, noués, il vous répondra qu'il n'y a pas un plus sûr aperitif, & un Reméde plus ſpécifique pour ſurmonter cette Maladie, que la Teinture de Vitriol verd & bleu.

En un mot, il faudroit un Traité particulier pour établir les propriétés du Vitriol qui ſont multipliées à l'infini.

Il eſt bien-vrai que le ſentiment d'aſtriction que l'on reſſent ſur toutes les parties de la bouche, lorſqu'on goûte du ſel que nous fourniſſent l'Eau de la *Saint-Louis* & de *la-Galiéne*, nous prouve qu'il reſte encore quelque vertu aſtringente au ſel minéral de nos Eaux ; mais il ne s'enſuit pas de-là, qu'elles doivent produire un effet oppoſé ; bien-au-contraire, le ſentiment d'aſtricton qui ſuccéde au picotement & à l'acidité de nos Eaux, nous fait connoître pourquoi les Eaux minérales vitriolées procurent un appetit dévorant après nous avoir évacué, tandis que les autres Purgatifs nous l'ôtent, & nous dégoûtent pendant un certain tems : C'eſt que la vertu aſtringente, qui reſte à ce Minéral & qui ſuccéde à ſa vertu purgative, eſt capable de fortifier les viſcéres en donnant du reſſort aux fibres qui ont été rélachés ; ce que ne peuvent point produire les autres Purgatifs qui n'ont pas cette qualité d'aſtriction, ſi ce n'eſt la Rhubarbe & l'Ypecacuanha, qui par les parties aſtringentes & réſineuſes qui leur reſtent, peuvent produire cet effet. Il en eſt de même du Souphre. On n'a qu'à conſulter là-deſſus la Pharmacie & la Chimie, & l'on verra qu'il eſt aſſocié intimement avec le Vitriol ; qu'il eſt inciſif, pectoral, ſtomachique ; qu'il fait ſuer ; qu'il reſiſte au vénin ; qu'il diſcute les tumeurs, guérit de la galle, &c.

Ce Minéral eſt ſi prodigieux dans ſes effets, que les Grecs l'ont appellé : *Un Minéral divin.*

La ſéconde difficulté ceſſera, lorſqu'on aura conſideré que la qualité aſtringente du Vitriol réſide dans ſes parties métalliques & terreſtres ; & que parmi les aſtringens, les uns agiſſent en reſſerrant nos vaiſſeaux, & les autres en entraînant dans le ſang des parties mucilagineuſes qui ſuſpendent ſon mouvement & ſa fluidité, & en fourniſſant des parties réſineuſes & terreſtres, qui plâtrent pour ainſi dire, les extrêmités des vaiſſaux ouverts.

Or, les particules ſalines, ſpiritueuſes & volatiles de ces Minéraux ne ſauroient produire un tel effet ; parce que le propre des particules ſubtiles & volatiles eſt de pénétrer, d'ouvrir, d'inciſer, &c. D'ailleurs quand même il reſteroit dans le ſel vitriolé, ou dans ce ſel acide-nitreux quelques particules aſtringentes ; le Souphre qui eſt l'aſſocié du Vitriol, étant doué d'une qualité extrêmement diaphorétique & apéritive, corrigéroit les particules trop-aſtringentes qui pourroient ſe trouver dans nôtre Vitriol. Car qui eſt-ce qui ignore que de la mixtion, il réſulte bien ſouvent une Faculté contraire, à celles des mixtes ? L'Huile, par exemple, conduit un Ulcére à la ſupuration ; le verdet les irrite & les ronge ; la cire n'a pas une qualité afsès-abfterfive & déflicative pour incarner & cicatrifer : Cependant en incorporant l'huile, le verdet & la cire, l'on a une compofition propre à adoucir, incarner & cicatrifer les ulcéres : ainfi par l'union que l'on donne à ces mixtes, ils font capables de produire un effet qu'ils détruiroient étant féparés.

Objection.

Nous nous dépouillons volontiers des mauvais préjugés que nous avions contre ces minéraux, & nous tombons d'accords qu'ils font capables des effets ci-deffus. Mais c'eft toujours lorfqu'on a feparé leur particules les plus-métalliques & terreftres ; & nous doutons encore que cela puiffe être ainfi dans l'eau minerale-acidule qui en eft impregnée.

Je reponds.

Il n'y a qu'à remonter au Chapitre fecond, pour voir que cela s'opére de la forte, & que l'Eau fimple ne fauroit fe charger, que des fels minéraux, & que comme en les divifant, elle fe divife elle-même en de plus-petites molécules ; il s'enfuit nèceffairement des précipitations des particules groffiéres & terreftres ; & qu'il ne refte plus que les corpufpuſcules affinés de ces Minéraux, & leur parties ſpiritueuſes & volatiles.

L'expérience qui ſuit, ne vous permettra plus d'en douter. On eſt obligé de compoſer pour les Pauvres des Remédes peu diſpendieux & nous faiſons ſouvent pour eux des Eaux minérales artificielles. En voici une des plus ſimples, & très-efficace.

Prenés ſix pintes, méſure de Paris, d'Eau de Fontaine ou de Pluye, mettés la dans un vaſe de terre, j'ettés y demi-once de Couperoſe ou Vitriol ſans le piler, fermés éxactement vôtre vaſe, & laiſſés le ſans y toucher deux-fois vingt-quatre heures. Tirés ensuite votre Eau au clair & conſervés la dans des bouteilles bien bouchées, afin que les parties ſpiritueuſes ne s'évaporent pas. Vous aurés une Eau minérale éprouvée dans les chaleurs des inteſtins & des reins, dans les douleurs de tête cauſées par des vapeurs, dans l'hydropiſie commencente, dans les obſtructions des viſcéres, les fiévres intermittantes, &c. Mais ſur-tout dans les Maladies croniques qui proviénent du rélachement des ſolides.

Puiſque cette Eau minérale artificielle, donnée par un Médecin de Paris en faveur des Pauvres, eſt ſi ſouvéraine, n'étant impregnée que des ſels acides qui compoſent le Vitriol, jugés de celles que la Nature nous fournit. Les plus fameux Artiſtes, n'ont pû encore l'imiter que très-imparfaitement.

Sur ce que je viens de démontrer il me paroît que nous devons conclure premièrement, que nos Eaux ſont minérales ; ſecondement, que leur Nature eſt d'être vitriolées, ſulphureuſes & ferrugineuſes ; troiſiémement, que puiſque le Vitriol & le Souphre ſont des Minéraux d'une vertu preſque infinie, nos Eaux doivent être des meilleures & efficaces dans une foule de Maladies. Je ne prétends point ici en voulant donner la Nature des Eaux minérales de *Dieu-le-Fit*, me rendre ſemblable à ces Panégeriſtes, qui mettent au-deſſus des autres Héros celui dont ils ſont l'éloge : bien au-contraire j'avouë que les Eaux de *Vals* ſi fameuſes dans toute l'Europe, méritent à juſte tître de l'être, & je ne prétends prouver la bonté & l'efficacité de celles de *Dieu-le-Fit*, qu'autant que je ferai voir qu'elles ſont aſsès-ſemblables, & qu'elles contiennent dans leur analiſe des Principes & des particules analogues à celles des Eaux de *Vals*.

Pour cet effet, ſuivons Monſieur *Fabre* Médecin, dans ſon Traité ſur les Eaux de *Vals*, dont il eſt le premier Hiſtoriographe.

CHAPITRE IV.

De l'Analogie des Eaux de Dieu-le-Fit, *avec celles de* Vals.

MONSIEUR *Fabre* dans le second Chapitre de son Traité sur les Eaux de *Vals* dit : *Il y a principalement de deux sortes de Vitriol ; l'un qui participe de Venus ou du Cuivre, l'autre qui tient plus de Mars oudu Fer, & celui de nos Eaux est de Mars, comme je l'ai souvent éprouvé.*

Celui de nos Eaux est aussi de Mars, & la Mîne de Fer est directement au-dessus des Sources.

Monsieur *Fabre* continuë : *Ce Vitriol selon les expériences qu'on en fait, est capable d'opérer une infinité de merveilles, en la guérison de nos maux. Il n'est donc pas surprenant que les Eaux de* Vals *ayent tant de vertus.*

Pourquoi celles de *Dieu-le-Fit* n'auroient-elles pas cette qualité, puisqu'elles ont ce même Vitriol.

Nos Eaux sont Purgatives ajoute Monsieur Fabre, *parce que le Souphre du Vitriol a cette vertu d'évacuer.*

Le Souphre accompagne le Vitriol, c'est son associé intime ; le Vitriol est dans les Eaux de *Dieu-le-Fit*, par conséquent le Souphre : donc elles sont Purgatives.

Dans le Chapitre troisiéme Monsieur *Fabre* s'explique de la sorte : *Nous faisons tous les ans l'analise & l'anatomie de nos Eaux, & nous découvrons toujours le Vitriol dans nos quatre Fontaines avec un Souphre considérable. Mais nos Fontaines n'ont pas le même dégré de force.*

Nos analises sont les mêmes, & nos trois Fontaines différent aussi entre-elles.

La Dominique *notre premiére Fontaine des Eaux de* Vals *nous donne un sel vomitif tout pur & sa liqueur qui est fort acide, est impregnée d'un esprit de Fer.*

La *Saint-Louis*, premiére Fontaine des Eaux de *Dieu-le-Fit* est émetique fort acide, & vous laisse le goût du Fer.

Dans la Marquise *& la*-Saint-Jean *de* Vals, *l'Eau se filtre, se confond & se mêle si éxactement, avec un sel sulphureux ; que par une digestion continuelle du feu central, & une édulcoration, toute la vertu vomitive se perd ; & il n'en reste qu'une aperitive & purgative très-innocente & fort-efficace, àmoins que le sujet ne soit très-délicat.*

Dans la-*Magdelaine* la seconde fontaine des Eaux de *Dieu-le-Fit*, l'Eau se filtre, se mêle, se confond avec un sel sulphureux qui émousse & enveloppe par son onctuosité les particules aiguës du sel vitriolé, lui ôte par conséquent sa vertu émetique, & l'Eau de cette Fontaine, n'est plus qu'aperitive & purgative. Il faut qu'on aïe l'estomach fort affoibli, & une disposition actuelle à vomir, pour-que cette Eau produise un tel effet.

*La-*Marie, *quatriéme Fontaine de* Vals *est fort diurétique, étant chargée de beaucoup de sels & de Safran de Mars.*

La troisiéme Fontaine de *Dieu-le-Fit*, appelée *la-Galiéne* est aussi fort chargée de sel & de safran de mars, & la petite amertume qu'elle laisse dans la bouche en décide. Elle est fort diurétique.

Enfin Monsieur Fabre s'écrie, qu'il ne faut que voir la couleur jaûne, roussâtre, & verdâtre sur le rocher d'où jalissent les Eaux minérales de Vals *pour s'en convaincre; & il faut ignorer la Nature du Souphre & du Vitriol, n'en avoir jamais vû ni goûté, pour en douter raisonnablement.*

Voila le Portrait du Rocher d'où coulent nos Eaux ; il semble que la peinture de la Tapisserie, soit la même que celles de *Vals*.

Je crois avoir dévéloppé aſſez au naturel les Minéraux de nos Fontaines, & pour qu'on doive être aſsûré de la Nature de nos Eaux.

Publions donc à leur loüange les Merveilles qu'elles ont operé, & faiſons leur dire à l'exemple du Créateur qui leurs a donné une faculté ſi excellente pour ſoulager ſon Peuple.

Venés à moi vous tous qui êtes travaillés de Maladies, je vous guérirai.

Fin de la premiére Partie.

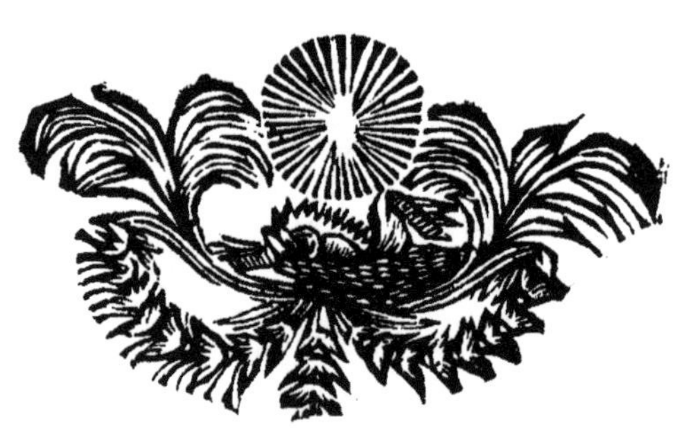

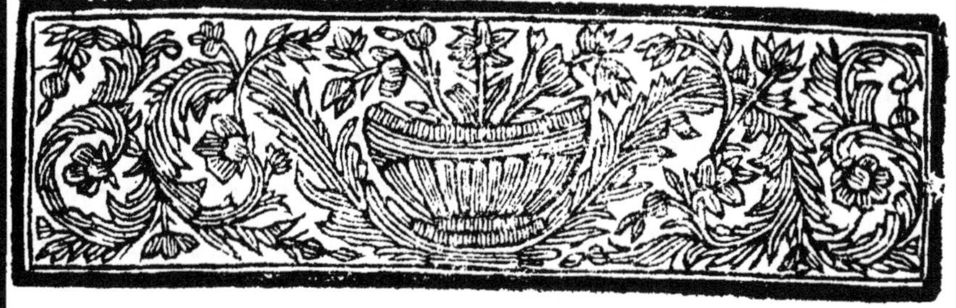

II. PARTIE.

Des Vertus des Eaux Minérales de *DIEU-LE-FIT.*

NOUS avons vû dans les Chapitre de la premiére Partie de cette Dissertation que nos Eaux étoient minérales, que leur Minéraux étoient le Vitriol & le Souphre , & quoique j'aye touché succinctement leur vertus ; j'en ai cependant assès dit pour conclure.

Premiérement , que nôtre Eau est rafraichissante , parce que le propre des acides est de produire un tel effet , en moderant le mouvement de nos fluides, & empêchant que les particules les plus-affinées de nos Liqueurs ne s'échapent avec trop d'abondance , par la sensible & l'insensible transpiration ; & nous voyons que dans les fortes chaleurs pour parvenir à cette fin , nous employons les acides, comme le ſirop de limon, celui de groſeille, &c.

Secondement, qu'elle peut atténuer, diviſer, inciſer; en un mot, qu'elle eſt aperitive & diurétique parce que les pointes de ces ſels Minéraux s'enfoncent comme de petits coins dans les matiéres craſſes & viſqueuſes qui produiſent des obſtructions, & étant aidées par les parties ſpiritueuſes & volatiles qui ſont comparées à des furets, elles pénétrent mieux dans les plus petits vaiſſaux, d'autant plus que l'Eau leur ſert de véhicule pour les entraîner avec plus de facilité dans la maſſe du ſang.

Troiſiémement, qu'elles ſont purgatives, parce qu'elles ſont capables d'agacer les fibres inteſtinales, & d'exciter par la l'excretion alvine, & en même-tems de tout ce qui ſe paſſe par les premiéres voyes.

La *Saint-Loüis* eſt émétique, parce qu'ayant un ſel acide dont les particules ſont plus aiguës : elle agit dabord ſur l'eſtomach, & produit le vomiſſement en irritant la membrane de ce viſcére.

Quatriémement, qu'elles ſont carminatives, parce qu'elles ſont capables de diviſer les matiéres gluantes & viſqueuſes dans leſquelles l'air ſe trouvant embaraſſé, ſe rarifie & cauſe des gonflemens & des diſtentions

douleureuſes

douleureuſes dans l'eſtomach & dans les inteſtins.

Cinquièmement, qu'elles ſont vermifuges, parce que les acides font mourir les vers; & les eſprits du Vitriol & du Souphre venant à les pénetrer par leur pores briſent leur vaiſſaux, & font par conſequent perir l'inſecte.

Entrons maintenant dans un détail plus circonſtancié, donnons les Maladies où elles conviennent; & la plus-part des Cures conſidérables qu'elles ont operé.

CHAPITRE PREMIER.

Des Maladies, qui peuvent être guéries, & de celles qui l'ont déja été par les Eaux-minérales de DIEU-LE-FIT.

J'AI promis de ne point ſortir de la ſphére de l'activité de nos Eaux, & pour arbéger mon ouvrage, j'en dirai moins qu'il en eſt. Elles conviennent parfaitement dans toutes les Maladies qui dépendent d'obſtructions récentes & inveterées dans les glandes du foye, de la ratte, du meſentére, du pancréas & de la matrice. Elles ſont très-efficaces dans les vomiſſemens, dans les coliques d'estomach , tant billeuses que venteuses, dans les palpitations du cœur, dans les cours de ventre lientériques & opiniâtres dans les affections mélancholiques, dans les pertes de sang habituelles, dans les vapeurs & vertiges, dans les passions histeriques, dans la sterilité des femmes, dans les fleurs blanches, dans la supression de l'évacuation naturelle au sexe, dans celles des hémoroïdes. Elles sont très-utiles dans la jaûnisse, les pâles couleurs, dans les douleurs nephrétiques, dans la gravelle, la dysurie, dans l'ardeur & la consistance glaireuse des urines, dans les ulcéres des reins & de la vessie, dans la strangurie & dans le tenesme du fondement & de la vessie. Elles guérissent les ophtalmies les plus-rébelles, les affections de la peau, comme dartres, boutons, galles, &c.

Enfin les accès de fiévres opiniâtres & inveterés ne sauroient resister long-tems à l'Eau de la Fontaine *Saint-Louis*.

Toutes ces merveilles s'opérent comme nous l'avons vû, par la faculté que nos Eaux ont de rafraichir, d'ouvrir & d'évacuer. Mais comme le raisonnement tout solide qu'il puisse être cause d'autant plus d'impression qu'il est fondé sur l'expérience. En voici pour vous satisfaire.

Monsieur d'*Odiffret de Saint-Jaume*, ancien Gentil-homme Natif de la Ville de

Manoſque en Provence, habitant à *Dieu-le-Fit*, ſouffroit depuis long-tems des rétentions d'urines, qui n'ont cedé qu'à l'uſage des Eaux-minérales de *Dieu-le-Fit*, ainſi qu'il le certifie lui-même.

Je ſouſſigné cy-deſſous certifie la vérité du fait énoncé.

D'ODIFFRET DE SAINT-JAUME.

On voit par cet exemple que nos Eaux ſont capables d'entraîner le ſable des reins, & d'emporter les embarras qui ſe forment dans les vaiſſeaux excrétoires & ſecrétoires, étant apéritives & diurétiques & pouſſant par les urines, ſoit en fourniſſant une matiére propre à cette évacuation, ſoit en ouvrant & relâchant le tiſſu de la partie ſulphureuſe du ſang, & de la limphe, & lui donnant occaſion de lâcher une partie de la ſéroſité qui étoit retenuë dans les interſtices de ſes filamens.

Mademoiſelle *Fabre Tardieu* ſouffroit ſi cruellement depuis une couche, qu'elle ſe croïoit ſans eſpoir, après avoir employé bien de Remédes inutilement, elle avoit une couleur pâle & livide repanduë ſur toute l'habitude du corps, des douleurs d'eſtomach, de tête, un dégoût univerſel, un feu dans les reins, des douleurs aiguës dans les vertebres des lombes, dans le ventre, & cela depuis quinze mois. Dans un état si triste, elle se resout selon mon sentiment à prendre les Eaux-minerales, & fut une des premiéres de cette année. Elle n'eut pas bû pendant cinq jours de l'Eau de la Fontaine *Saint-Louis*, qu'elle se vit toute autre. Elle continua jusqu'à neuf avec régime, & elle a eû la satisfaction de se voir entièrement remise.

Demoiselle *Arnaud* étoit obligée en marchant de porter son ventre sur les mains; le moindre mouvement qu'elle fit, lui augmentoit les vives douleurs qu'elle y ressentoit à cause des obstructions qu'elle avoit dans le mesentére, qui lui procuroient déja une inflammation. Elle a pris trois jours de l'Eau de la *Saint-Louis*, & cinq de celle de la *Magdelaine*; ce qui l'a parfaitement guèrie.

Une fille nommée *Marie Galiéne*, ne pouvant comme l'on dit, remuer ni pied ni patte, voulût à leur exemple & de son propre mouvement, se porter aux Eaux. Elle bût si copieusement de l'Eau de la *Saint-Louis*, qu'elle évacuat à l'excès durant trois jours, par le vomissement, les selles & les urines. Après deux jours d'une foiblesse extrême, elle se traîna chez-moi à l'aide d'un bâton pour me faire part de sa témerité, & me dit que la grande corruption qui étoit sortie de son corps l'avoit beaucoup soulagée, qu'elle commençoit d'avoir appetit, & qu'elle vouloit les reprendre. Je lui conseillai d'user pendant quelques jours de l'Eau de la *Magdelaine* avec le régime qui lui convenoit. Elle le fit, & du dépuis cette fille joüit d'une santé parfaite.

Mademoiselle *Jeanneton Combe*, fille à M. *Combe* le Cadet Secrétaire de cette Communauté, avoit dépuis quelque tems des douleurs d'estomach & de tête insuportables, & vomissoit tous les alimens. Elle a usé de nos Eaux avec régime, & les douleurs d'estomach cedérent bien-tôt ; le vomissement n'eut plus lieu, la tête fut dégagée & la digestion qui devint parfaite, lui redonnat dans peu son embonpoint. Le doux vomissement que lui procura l'Eau de la Fontaine *Saint-Louis* dont elle bût pendant deux jours, lui fit rendre des vers gros & courts, qui n'étoient point des vers ordinaires.

Une Fille appellée *Magdelon Monier* vint me demander si les Eaux lui seroient favorables. Je la trouvai dans un état pitoïable : ses obstructions, son enflure, son estomach détruit, sa douleur de tête, ses insomnies, sa petite fiévre, me firent craindre à juste raiſon pour elle. Je lui répondis cependant qu'elle pouvoit eſſaïer, & les continuer, ſi elle s'en trouvoit ſoulagée. Elle en prit, continuat, & malgré un mauvais régime de vivre, ces Eaux ont operé dans ce ſujet une Cure qui paroiſſoit bien-douteuſe. Ce qui prouve évidemment que ces Eaux minérales peuvent produire de grands effets dans les Maladies croniques, parce que pour-lors la plus-part des viſcéres ſont obſtrués. On ne doit pas ignorer que les Médecins les plus habiles n'aïent récours dans ces ſortes de cas à des apoſémes ou bouillons compoſés avec une infinité d'Herbes & de Drogues qui puiſſent remplir tout-à-la fois pluſieurs indications, comme celles d'humecter, de rafraichir, d'inciſer, d'ouvrir, d'évacuer, &c. Je ne doute point que bien de Perſonnes qui liront ce Traité n'aïent fait cette expérience; & ne prennent même encore chaque année les bouillons aperitifs ſi en uſage. En effet peu de perſonnes ſont ſans obſtructions : car le corps humain n'étant qu'un tiſſu de vaiſſaux dont les ramifications ſont extrêmement multipliées, & leur diamêtre très-petit ; les liqueurs qui ſont contenuës ne coulant pas avec beaucoup de facilité, devant toujours avoir des ſurfaces & des maſſes proportionnées aux calibres de ces tuyaux, doit être nèceſſairement expoſé à pluſieurs embarras & obſtructions qui génent le cours ordinaire de nos fluïdes, & qui leur refuſent le paſſage dans les vaiſſaux limphatiques. Ces petites obſtructions ſont bien tôt ſuivies de plus-conſidérables ; parce que les fluïdes ne pouvant plus paſſer par leur routes ordinaires, perdent de leur mouvement, de leur vîteſſe, & ſont obligés de s'arrêter dans les tuyaux qui aboutiſſent dans ceux qui ſont déja obſtrués ; & ainſi de l'un à l'autre, il s'enſuit des ambarras conſidérables dans les gros vaiſſaux qui ſont des digues inſurmontables pour l'écoulement des fluïdes, & qui ne peuvent jamais être forcés, que par le ſecours des aperitifs.

Il s'en ſuit de-là, que la route de la circulation étant génée, le ſang retrograde, gonfle les vaiſſaux ; à force de les gonfler, il les rompt, il s'en extravaſe & fait des inflammations, cauſe des émophtiſies, des ophtalmies, &c.

Si les obſtructions engorgent les glandes du cerveau, du cervelet, de la moëlle alongée, les eſprits ne ſauroient s'y filtrer : de-là naiſſent des délires, des affections ſoporeuſes, des apoplexies, des paraliſies, &c. Si elles embaraſſent les glandes du palais, de l'œſophage, de l'eſtomach & des inteſtins ; la ſalive, le ſuc gaſtrique & le ſuc inteſtinal ne s'y ſéparent pas aiſement, & de-là vient ſouvent l'altération, l'inapétance, l'indigeſtion, l'opilation, &c.

Lorſque les glandes du foye ſont obſtruées, la bile ne pouvant plus s'y filtrer, ne deſcend plus dans le duodenum, elle ne s'y mêle plus avec le ſuc pancréatique, & le chile devenant épais & viſqueux, produit & entretient un grand nombre de Maladies croniques. D'ailleurs la bile étant retenuë dans la maſſe du ſang, la rend acre, cauſe des chaleurs, des éréſipeles, quelque-fois la jaûniſſe en ſe répandant par toute l'habitude du corps. Enfin pour abreger, les obſtructions nous procurent une foule de Maladies qu'on peut éviter par le moïen des aperitifs. Le Fer, le Vitriol, le Souphre, ſont des meilleurs; on en convient, vénés donc aux Eaux-minérales ferrugineuſes, vitriolées & ſulphureuſes?

Quelque tems après que je fus arrivé à *Dieu-le-Fit*, on vint me prier de donner mes ſoins à une fille qui étoit dépuis long-tems dans un état des plus-triſtes. Je la vis, & je conclus que ſes Maladies, car on peut le dire ainſi, étoient entretenuës par des obſtructions inveterées dans tous les viſcéres, qui avoient reſiſté à tous les Remédes qu'on lui avoit donné.

Ce cadavre, plus, qu'a demi entre les bras de la mort, reſpiroit à peine; des accidents

dents de longue durée & chaque jour ôtoit tout lieu d'espérance ; le sang ne paroissoit plus se porter dans les extremités ; & ce n'étoit, que par les Remédes les plus-spiritueux que je pouvois rédonner un peu de connoissance à ma Malade. Pendant un mois j'employai bien de Remédes pour rétablir les liquides & les solides, & je parvins à procurer une circulation moins-imparfaite. Je me resolus enfin de lui faire prendre les Eaux minérales dont j'avois fait dépuis-peu la découverte, & ce fut son salut. La Fontaine qui la sauvée, porte son nom de *Galiène*.

Une nommée *Jeanne-Marie Savelle* étoit dans une Maladie cronique & languissante : son état infortuné l'obligeoit de se traîner au soleil & chès quelques Personnes charitables pour récevoir du soulagement. J'entrepris de la guèrir & pour parvenir à la remettre, je lui composai une opiâte, où je faisois entrer le sel que je tirois des Eaux, en faisant leur analise. Je reüssis parfaitement. Un cours de ventre lientérique qu'elle avoit dépuis longtems cessat dans peu ; les obstructions furent emportées ; l'estomach reprit son ressort, & la digestion qui devint parfaite ne lui procura plus ces accès de fiévre qui la dévoroient de tems-en-tems. Comme je pourrois paroître suspect dans deux Cures si merveilleuſes ; j'ai prié **M.** Barnoïn Procureur du Roy, & M. Lacombe, Témoins occulaires & bien dignes de foi de mettre ici leur noms d'une maniére autenthique.

Nous ne ſaurions nous réfuſer à la vérité, comme Témoias occulaires des deux Cures ci-deſſus, operées par la vertu des Eaux minérales de Dieu-le-Fit, *en foi de quai nous nous ſommés ſignés ce* 24. *Septembre* 1750.

BARNOIN *Procureur du Roi.*

LACOMBE *Rec.*

Ces Cures ineſpèrées donnérent une ſi grande réputation à nos Eaux, que tout le monde y accourut à l'envy. Plus de deux cent Perſonnes de ce Bourg les ont priſes, & quoique pluſieurs les ayent priſes ſans préparation, ſans précaution ni régime, nul ne s'en eſt plaint, & tous au-contraire ont trouvé la guèriſon de leur maux.

Pluſieurs ont été guéris d'ophtalmies rébelles, & de fluxions ſut les yeux qui leur permettoient à-peine de ſe voir conduire.

Monſieur *Meyer* le Pére, quoique déja dans un âge avancé, en a été guéri d'une que nous appellons *Chemoſis*, lorſqu'elle attaque la cornée & les paupiéres : ainſi qu'il le certifie.

J'atteste en toute vérité & pour le bien Public, avoir été guéri d'une ophtalmie aux deux yeux, par l'usage des Eaux minérales de la Fontaine Saint-Louis.

JEAN MEYER.

Une Femme nommée *Jeanne Doulgeas*, me dit avoir rendu un abcès, & selon son raport circonstancié, cela doit être. Mais comme je ne l'ai pas vû, je ne l'assure pas.

Monsieur *Vincent* marchand à *Dieu-le-Fit* étoit dépuis un an dans une Maladie cronique & cachectique provenant du rélachement des viscéres : les fibres de l'estomach n'ayant plus de ressort, le chyle impur augmentoit chaque jour le vice des liquides. Sa couleur livide & plombée, son inappétence, sa toux, son insomnie, ses forces épuisées, malgré tous les Remédes dont il avoit usé, lui faisoient mépriser la vie, lorsque voyant les merveilles de nos Eaux, il se détermina à les boire, comme étant la derniére rêsource. Il a usé l'espace de vingt jours de l'Eau de la *Saint-Louis* pure en trois prises, ce qui l'a parfaitement rétabli. L'Eau de la *Saint-Louis* le fit vomir les quatre premiers jours, & n'excitat ensuite que de selles & des urines extrêmement chargées & abondantes.

Plusieurs Personnes du sexe, dont les mois

étoient rétenus depuis très-long-tems, ce qui leur occasionnoit bien de maux, ont réçû leur évacuation par la vertu apéritive de nos Eaux. Les Environs nous ont fourni encore bien de Beuveurs dont les principaux sont, M. le Curé du *Poétaval*, M. *Pelegrin* Maire, Mdlle. de *Beaupland*, Mdll. *Du Vache*, &c. M. *Lamborion* Secretaire de la Communauté de *Besaudun* dans la Valée de *Bourdeaux*, &c.

Je passerois les bornes que je me suis proposé en donnant une simple Dissertation, si je repetois ici tous ceux qui ont pris nos Eaux avec succès.

Je me contente de nommer les principales Personnes de ce Lieu qui en usage de prendre les Eaux de *Vals*, ont usé de celles que la Providence leur a donné chès eux, & qui leurs ont été aussi efficaces; comme l'ont assûré M. *Brugiére* nôtre Curé, M. *Dessus* Echevin, M. *Combe* Secretaire, &c. Les Dlles. *Combe*, la *Combe*, *Brun*, la *Place*, *Maniet* &c.

Une autre Vertu que nous avons réconnu à nos Eaux, est de calmer les douleurs, fortifier le genre nerveux, de procurer la chûte des cors, &c.

Plusieurs Personnes en ont fait l'heureuse expérience, M. l'Abbé De *Boulliers* Capiscol du Chapître de *sainte-Magdelaine* d'Avignon qui pouvoit à peine appuïer les pieds & s'y soutenir, marche parfaitement, dépuis qu'il les a lavé & trempé quelque fois dans nôtre Eau minérale échauffée ſeulement par l'ardeur du Soleil. Ce qui nous oblige de faire conſtruire inceſſamment des Bains de boüe, comme ceux de *Saint-Amand* en Flandre, où la terre impregnée du ſel & du Souphre de nos Eaux, ſera propre à guérir des rhumatiſmes univerſels, des douleurs locales, des nodoſités, des foulûres, des tendons affectés par des coups, chûtes, &c. Elles conviennent encore dans le traîtement des plaïes & des ulcéres dont les chairs ſont molles & baveuſes, &c. Vous pouvés vénir voustous, qui êtes dans la néceſſité d'uſer d'un Reméde qui humecte, qui rafraichiſſe, qui diviſe, qui ouvre, qui évacuë, & dont les obſtructions doivent vous faire craindre des Maladies prochaines. Vous pouvés y venir; vous qui êtes dans des Maladies croniques & deſeſperées. Venés filles opilées, reconnoiſſés-vous dans cet état lorſque vous avés une couleur pâle & livide des palpitations du cœur, des maux de tête, d'eſtomach, des douleurs entre les épaules, une difficulté de reſpirer en montant, ou en marchant un peu vîte, des laſſitudes, un goût bizarre & dépravé, &c. Venés à nos Eaux, vous guérirés.

Venés vous, dont les yeux ſont attaqués d'ophtalmies, d'inflammations, de tayes, de fluxions catharreuses, &c. Vous vous connoitrés dans cet état, lorsque vous verrés le blanc de l'œil devenir rouge par raport aux vaissaux limphatiques qui se gorgent de sang & qui ressemblent à des Racines d'Arbres; ou lorsque vous aurés une tache rouge contiguë, les paupiéres enflées, ou la vûë foible & trouble. Dans ce cas, faites vous saigner, venés aux Eaux & vous guérirés.

Venés, vous, qui avés des douleurs rhumatismales, des sciatiques, des enflures œdemateuses, Mrs. *Lamborion*, *Fouquet*, *Domini*, & les Demoiselles *Combe*, *Mayer*, *Maiet*, &c, en ont été guéris pourquoi ne gueririés vous pas ?

Mais fuyés de nos Eaux minérales vous, qui êtes attaqués des Maladies que nous allons voir dans le Chapitre suivant de cette seconde Partie.

CHAPITRE II.

Des Maladies où ne conviennent point les Eaux Minérales de DIEU-LE-FIT.

IL eſt de la juſtice & de la raiſon, qu'après avoir indiqué les Maladies qui doivent céder à nos Eaux, nous donnions celles qui ne paroiſſent non-ſeulement pas pouvoir être guéries ; mais qui par leur uſage pourroient devenir mortelles. Quoique les apéritifs puiſſent agir ſur le virus vérolique & ſur la limphe, qui dans cette Maladie, ſe trouve principalement affectée ; l'on n'a trouvé juſques-ici, que le Mercure qui ſe diviſant à l'infini, & par ſon propre poids, puiſſe guérir de ce mal affreux. Ainſi, malheureux Eſclaves de Venus fuyés nos Eaux minérales.

Dans l'aſthme idiopatique ; c'eſt-à-dire, celles qui eſt habituelle ou périodique, qui n'eſt cauſée ni par fiévre, ni par aucune autre Maladie, & qui provient du poulmon attaqué directement & dans ſes propres parties ; on ne ſauroit aprouver l'uſage de nos Eaux minérales. Tout ce qu'on peut faire ; c'eſt de prendre tous les matins deux verres de l'Eau de la *Magdelaine*. Pour lors le volume d'Eau n'étant pas capable de diſtendre les vaiſſaux, il ne peut en arriver nuls mauvais effets.

On peut les prendre dans l'aſthme hypocondriaque qui eſt occaſionnée par un gonflement du foye, ou de la ratte, ou des inteſtins, qui interrompt le mouvement ordinaire du diaphragme dans la reſpiration.

Les Epileptiques ; ceux qui ont une diſpoſition prochaine à l'apoplexie ; qui ſont ſujets aux affections ſoporeuſes, comatiques &c, ne doivent pas uſer de nos Eaux minérales.

L'uſage n'en ſeroit pas moins-dangereux dans la phtiſie confirmée, l'hydropiſie declarée ; ſur-tout celle de poitrine, la pleureſie, la peripneümonie, &c. Ceux même qui ont la poitrine étroite, foible & délicate, ne doivent prendre de celle de la *Saint-Lou i*& de la *Galiéne*, qu'avec les précautions & le régime que nous marquerons dans leur uſage. Enfin Femmes enceintes, nourrices, fuyés nos Eaux. Je laiſſe à Meſſieurs les Médecins ordinaires des Malades, de conclure par ce que j'ai avancé en peu de mots ſur la Nature & la Vertu des no Eaux, qu'elles peuvent convenir dans bien de cas encore, & ſur-tout dans la ſtérilité des Femmes, lorſque cette indiſpoſition ſe trouve fomentée & entretenuë par l'obſtruction des vaiſſaux utérins

rins, ou la viscidité de l'humeur menstruelle, &c. De même qu'elles peuvent être contraires dans d'autres Maladies. Il me suffit d'avoir indiqué leur nature & leur qualités, pour qu'on puisse en étendre l'usage. Je termine cette Seconde Partie par quelques attestations, & celles sur-tout de Mrs. nos Chirurgiens & Apoticaires qui ont été les Témoins du bon succès de nos Eaux.

NOUS, *Curé du Bourg de* Dieu-le-Fit, *certifions avoir pris les Eaux minérales dudit Lieu avec tout le succès possible, en foi de quoi & pour le bien Public avons signé.*

BRUGIERE *Curé.*

NOUS, *Capiscol du Chapître* sainte Magdelaine d'Avignon, *certifions avoir usé intérieurement & extérieurement des Eaux minérales de* Dieu-le-Fit, *auxqu'elles je suis rédevable d'agir & de marcher maintenant sans bâton, malgré mon âge de soixante & neuf ans.*

SAUVEUR DE BOULLIERS.

JE, *soussigné ci-dessous Chirurgien juré de ce Lieu, assure avoir vû beaucoup de Personnes, que je sers, user de ces Eaux minérales dans différentes Maladies avec tout le succès possible.*

BALTHAZAR MARTIN.

JE, *soussigné ci-dessous*, *Maître Chirurgien de ce Bourg*, *certifie avoir vû de mes Malades guéris par l'usage des Eaux minérales de* Dieu-le-Fit.

CLAUDE VIONS.

III. PARTIE.

Contenant l'Uſage des Eaux Minérales de *DIEU-LE-FIT.*

APRES avoir établi la Nature & les Qualités de nos Eaux Minérales-Acidules, par raport à un grand nombre de Maladies que nous avons indiqué ; rien ne me paroît plus-important que d'en marquer le bon uſage, puiſque de-là dépend le bon ſuccès qu'on en attend.

Lorſque les Remédes manquent de reüſſir, dit le célébre M. *Tournefort*, il faut éxaminer, ſi le Malade étoit en état d'être guéri ; ſi les principales parties de ſon corps pouvoient être rétablies, ſi les Remédes ont été pris à propos : car il ſeroit très-nèceſſaire qu'il n'y eut que des Perſonnes éclairées qui les ordonnaſſent. Le meilleur de tous les Remédes devient ſouvent un poiſon entre les mains des Ignorans.

Consultés donc sur vos Maladies avant que de prendre les Eaux minérales, parce que plusieurs causes différentes peuvent produire une même Maladie, & une seule des Maladies différentes : ce qui fait par exemple, que *l'hæmophtisie* ou crachement de sang produit par une certaine cause, doit céder aux Eaux minérales, tandis que ces mêmes Eaux augmenteront & rendront cette Maladie mortelle, lorsqu'elle sera produite par une autre cause qui n'éxige pas le même Reméde &c.

D'ailleurs les tempéramens ne sont point égaux, & deux Personnes qui auront la même Maladie produite par une même cause, auront besoin d'une préparation différente, & d'une autre régime, comme de prendre plus ou moins nos Eaux; de les couper; de changer de Fontaine, &c. Quoique je ne puisse donner ici qu'une méthode presque générale, je tâcherai de la circonstancier autant qu'il se pourra, selon l'expérience qui en a été faite.

CHAPITRE PREMIER.

De la Méthode & des avis nècessaires dans l'Usage des Eaux Minérales de DIEU-LE-FIT.

LE tems le plus favorable pour prendre les Eaux, est celui où les chaleurs sont les plus-vives. Les rayons du Soleil pénetrant mieux pour lors dans les entrailles de la Terre, la chaleur, qu'ils y produisent, cause une certaine effervessence qui mettant les Parties sulphureuses & spiritueuses en mouvement, fait détacher avec plus de facilité les Particules minérales & métalliques; & l'Eau, qui s'en charge, acquiert un plus-haut dégré de force.

Il faut donc profiter de ce tems favorable, lorsqu'on se propose de venir boire les Eaux; ne point forcer les journées, & augmenter par la fatigue & les ardeurs dangereuses de l'Eté les indispositions & les Maladies dont on espére de s'y délivrer.

On peut commencer à prendre nos Eaux dépuis le quinze ou le vingt du mois de Juin jusqu'au milieu de celui de Septembre.

Lorsqu'on est arrivé il est bon de se reposer le lendemain. Le jour suivant on peut se purger avec du sel d'Epson ou de la Manne qu'on fait dissoudre dans un verre d'Eau de la *Magdelaine* selon que le Médecin le juge à propos. Une heure après, on boira trois verres de la même Eau, & deux heures après on peut prendre un bouillon nourrissant bien-dégresé.

Le lendemain de la Médecine on boira les Eaux minérales, aïant soin, quelque robuste qu'on soit, de n'en prendre chaque jour jamais au-de-là de quatre ou cinq livres en trois prises, à moins que le Médecin n'ordonne une plus-forte dose, qui ne doit cependant pas excéder celle de six livres.

Il faut observer un intervale d'un verre à l'autre, pour ne pas charger tout-à-coup les fibres de l'estomach : car pour lors on affoibliroit extremement ce viscére, & l'on n'auroit point le bon effet qu'on se propose. L'intervalle en général doit être de 3. ou 4. minutes, d'un verre à l'autre.

Au premier tems, l'on peut boire, avec les intervalles marqués une livre & demi d'Eau en quatre ou cinq verres, promenant ensuite pendant trois quarts d'heure d'un pas lent & égal, après quoi l'on prend la deuxième prise comme ci-devant, & une heure après quoi l'on prend la deuxième prise comme ci-devant, & une heure après, la troisième. Deux heures après la troisième prise, l'on a coûtume pour l'ordinaire, de prendre un bouillon bien-nourrissant, ou du thé avec un peu de crême de tartre, ou de sel végetal; & cela peut être fort-bon pour aider l'effet de nos Eaux: mais je le crois le plus-souvent ou superflu ou trop-pésant à l'estomach. Il me paroît plus-à-propos lorsque l'état du Malade peut le permettre de ne rien prendre jusqu'au dîner, pour donner le tems à la nature de les distribuer par-tout où elles doivent opérer, & de les rendre.

Si le mauvais tems ne permet pas de prendre les Eaux à leur Source, on se les fera apporter dans sa chambre, & on observera également de se promener dans tout le tems qn'on en boira, mais si la foiblesse du Malade ne lui permet point d'agir, & de marcher, il se contentera de les prendre dans le lit: c'est ainsi qu'en useront ceux qui auront éprouvé que les Eaux passent plus-facilement, lorsqu'il gardent le répos.

Ceux, qui les sentent trop-froides sur l'estomach, doivent ajoûter à chaque verre d'Eau, une ou deux cuillerées de la même Eau bouillante: ce qui contribuera à faciliter le passage des Eaux.

Pour ce qui concerne le tems qu'il les faut prendre; l'on ne sauroit ici le déterminer au-juste. Il faut que le Médecin connoisse le caractére de la Maladie; si les obstructions sont récentes ou invéterées, & le tempérement du Malade.

On doit cependant en général ne prendre, que trois-jours, de l'Eau de la *Saint-Louis* pure, parce qu'elle est émetique, & nettoïe parfaitement les premiéres voyes. Il est de la prudence de se faire saigner au-paravant pour desemplir les vaissaux, & leur donner plus de jeu sur le liquide, parce que sans cette précaution les efforts qu'on fait à vomir pourroient occasionner l'ouverture de quelque vaissaux capillaires dans les personnes plethoriques; on peut ensuite continuer à les boire pendant sept ou neuf jours, en les coupant au moins avec partie égale de l'Eau de la *Magdelaine*. Cette Eau est pour lors mitigée & n'agit que par les selles & les urines. Elle est exttêmement incisive & apéritive, les maladies croniques & les obstructions les plus-invetérées ont toutes cedés à l'usage de cette Eau. J'ai vû des Malades, qui étoient dans un dégoût affreux dépuis long-tems, ne pouvoir s'abstenir de manger aprés la seconde prïse du deuxiéme jour, ce qui prouve que cette Eau par le sentiment d'astriction qui lui reste, est capable de produire de grands effets dans les maladies qui dépendent du rélachement des solides.

L'Eau de la *Galiéne* produit le même effet avec moins de force.

Un verre d'Eau de la *Saint-Louis*, repond à deux de l'Eau de cette Fontaine. On peut la la boire pure pendant cinq ou ſix jours, pourvû néanmoins que le Malade ne ſente ni gonflement, ni peſanteur ſur l'eſtomach, ni embarras dans la tête, car pour-lors il ſera obligé de ſe tenir au nombre de verres que ſon eſtomach pourra ſupporter ſans en ſouffrir, ou de la couper avec une livre d'Eau de la *Magdelaine* ſur trois livres de celle-ci.

L'Eau de la *Magdelaine*, eſt fort onctueuſe, & bonne à boire. Elle agit ſur les acides, & altére le vin : on peut en uſer durant trois jours. Elle eſt apéritive, diurétique, & les perſonnes les plus-délicates s'en trouvent parfaitement. Je l'ai donnée quelques fois aiguiſée avec deux ou trois verres d'Eau de la *Saint-Louis*, & à la doſe de ſix livres.

Les Perſonnes qui uſeront de nos Eaux pour des Maladies croniques,& cachectiques doivent ſe purger au milieu & à la fin de l'uſage des Eaux, pour mieux entraîner les matiéres viciées qu'elles auront détrempées, & pour empêcher qu'elles ne repaſſent dans la maſſe du ſang.

Dès qu'on finit les Eaux, on mêle dans le dernier verre un Purgatif ordinaire, comme le ſel d'Epſon, le ſel policreſte & autres de cette nature à la doſe d'une once. Mais il eſt aiſé de prouver que cette méthode n'eſt pas des meilleures, ni des plus-aſſurées, parce que les matiéres ſont encore trop-agitées & confonduës ; les boyaux ſont dans un état violent , & ne ſauroient vuider tout ce qui y eſt contenu. Il vaut beaucoup mieux attendre trois heures après, ou même le-lendemain, comme je l'ai fait obſerver ; & prendre un purgatif accoûtumé. Cette méthode a toujours mieux réuſſi & eſt la moins expoſée à bien d'inconveniens.

Les Perſonnes du ſexe , qui en beuvant les Eaux, s'apperçoivent de leur mois , pourroient demander, ſi elles en doivent interrompre les priſes.

Je reponds , que ſi la Perſonne les prend dans ſon tems ordinaire , & qu'elle ne ſoit point ſujette à des pertes immoderées, qui pourroient augmenter par la vertu apéritive de nos Eaux ; elle peut pour-lors & ſans rien craindre en continuer l'uſage , ſi c'eſt de celles de la *Magdelaine.* Mais au contraire les ſuſpendre de quelque maniére qu'elles arrivent. Lorſqu'elles uſeront de l'Eau de la Fontaine *Saint-Louis* , ou de la *Galiéne.* Les Malades qui ſont attaqués de Maux opiniâtres & inveterés ſont obligés de prendre les Eaux plus-long-tems , qu'on ne les prend ordinairement.

L'on a vû bien de Perſonnes qui avoient négligé de ſe purger à la fin des Eaux minérales de quelque nature qu'elles fuſſent , tomber dans des Maladies fâcheuſes. Les Perſonnes ſenſées doivent profiter de cet avis & de l'obſervation que j'ai fait faire à ce ſujet, on pourroit demander encore ſi nos Eaux ſoufrent le tranſport

L'expérience en a été faite. J'en ai fait voiturer à *Valence*, à *Montelimart*, à *Avignon*, & malgré qu'il en aye reſté pendant deux mois dans des bouteilles, l'Eau a été fort bonne.

Pour ce qui concerne le régime de vivre, Perſonne n'ignore qu'on ne dîne qu'après avoir rendu les Eaux; qu'on s'abſtient de tout ce qui eſt épicé, crud & aigre, & qu'on s'amuſe & ſe tient l'eſprit guai le reſte de la journée, pour ne pas ſe laiſſer ſurprendre au ſômeil qui pourroit facilement précipiter dans un attaque d'apoplexie, parce que les Eaux & les alimens liquides détendant beaucoup les vaiſſaux du cerveau, peuvent empêcher leur jeu & leur reſſort, & donner occaſion au ſang & aux Eaux d'y croupir, de comprimer les Principes des nerfs, d'empêcher l'écoulement des eſprits dans les Parties inférieures, & enfin occaſionner l'apoplexie pendant le ſômeil.

Les Perſonnes du Sexe qui ont l'eſtomach petit, délicat & foible, doivent pour accoûtumer ce viſcére à ſe dilater inſenſiblement ne boire le premier jour, qu'une livre &

demi d'Eau minérale, & augmenter à proportion les autres jours, jufqu'à la dofe ordinaire de quatre livres. L'on doit encore fuir le foleil, & le ferein de cette Campagne pour éviter les fluxions que cet air vif, nitreux, & fur-le-foir frais & humide pourroit procurer.

Venés donc à nos Eaux : tout vous y convie, leur Nature, leur Bonté, leur doux Ufage, la Situation charmante d'un Bourg enchanté.

CHAPITRE DERNIER.

Où l'on donne au naturel la Defcription du Lieu.

A DEUX lieux de *Montelimart* Ville de *Valentinois* dans le *Bas-Dauphiné*, du côté du Levant s'ouvre une Vallée longue de deux lieux, & partagée dans fa longueur par une Riviére qui arrofe de fort-belles Prairies.

En remontant la Riviére par un chemin aifé & commode où les caroffes peuvent paffer; on arrive au pied d'une Eminence qui termine la Vallée, fur laquelle eft un Bourg bâti en Emphitéatre, orné dans fon dehors d'une grande Place au midi, entourée de

Maiſons aſsès-bien conſtruites, & ornée dans ſon fond, d'une belle Egliſe en croix.

Là, commence une Ruë large, unie, longue de quatre-cent pas & qui ſe termine par une autre Place.

Ce Bourg ſitué ſous le quarante-quatrième dégré vingt minutes de lattitude, & vèrs le vingt-ſixième & demi de longitude, eſt un des plus-conſidérables du *Dauphiné*, & très-connu par ſon Commerce en Sergettes, la Potérie, &c. L'Air & l'Eau, ces deux Elemens les plus nèceſſaires à la Vie de l'Homme, ſe diſputent entr'eux à qui faira le-plus de Vieillards heureux. Tout y eſt bon pour la Vie animale, & ſes Habitans bien-nés, forment entr'eux une ſocieté qui ne ſe ſepare jamais ſans avoir profité de tous les plaiſirs licites.

La Mîne où naiſſent les Eaux Minérales eſt dans un petit Vallon garni de Pins, de Chênes & de Génievre, orné de pluſieurs Ruiſſeaux & très-curieux par ſes Mînes de Terre à Potérie, d'Ocre, de Blanc de Troïe, de Vitriol & de Fer.

Le Chemin d'un quart de lieu, qui y conduit, eſt uni, commode & en Plaine.

Tous ces avantages rëünis, joints à la nouveauté qui plaît toûjours aux Hommes, doit les engager à préférer ce Lieu charmant aux Endroits rudes & escarpés où naissent la-plû-part des Eaux Minérales.

Ipsi te Fòntes, ipsa hæc .... vocabant :
Munera PRINCIPIO *ante oculos .... locantur.*
Explorare Labor, mihi jussa capessere fas est,
Scire POTESTATES Aquarum, UsumQ; *medendi.*

F I N.

AVIS AU PUBLIC,

Pour les Perſonnes qui peuvent venir en Voiture aux Eaux de **DIEU-LE-FIT.**

ROUTE.

LEs Perſonnes qui viennent par *Avignon*, paſſent à *Orange*, *Pierre-Late*, *Montelimart*, *Dieu-le-Fit*.

Celles qui viennent par *Cavaillon*, par *Orange*, *Pierre-Late*, *Montelimart*, *Dieu-le-Fit*.

Celles qui viennent par *Carpentras*, par *Orange*, *Pierre-Late*, *Montelimart*, *Dieu-le-Fit*.

Celles qui viennent par *Apt*, par *Orange*, *Pierre-Late*, *Montelimart*, *Dieu-le-Fit*.

Celles qui viennent par *Die*, par *Crêt*, *Montelimart*, *Dieu-le-Fit*.

Celles qui viennent par *Valence*, par la *Drôme*, *Montelimart*, *Dieu-le-Fit*.

Celles qui viennent par *Viviers*, par *Montelimart*, *Dieu le-Fit*.

Celles qui viennent par le *Saint-Eſprit*, par *Pierre-Late*, *Montelimart*, *Dieu-le-Fit*.

Les Perſonnes, qui voudront écrire au Médecin du Lieu, auront la bonté d'affranchir leurs Lettres. Si c'eſt par la Poſte, Elles écriront par *Montelimart* à *Dieu-le-Fit*.

www.ingramcontent.com/pod-product-compliance
Ingram Content Group UK Ltd.
Pitfield, Milton Keynes, MK11 3LW, UK
UKHW021311190726
13839UKWH00007B/1177

9 782329 594651